图书在版编目(CIP)数据

长虫牙的10种方法 /（美）张野著；刘思思，蘑大菇绘. — 北京：北京科学技术出版社，2019.11
ISBN 978-7-5714-0494-9

Ⅰ.①长… Ⅱ.①张… ②刘… ③蘑… Ⅲ.①牙 – 保健 – 儿童读物 Ⅳ.①R78–49

中国版本图书馆CIP数据核字（2019）第211405号

长虫牙的10种方法

作　　者：〔美〕张　野	绘　　者：刘思思　蘑大菇
策划编辑：代　冉　阎泽群	责任编辑：张　芳
责任印制：李　茗	统　　筹：邓碧莹
出版 人：曾庆宇	出版发行：北京科学技术出版社
社　　址：北京西直门南大街16号	邮政编码：100035
电话传真：0086–10–66135495（总编室）	0086-10-66113227（发行部）
0086–10–66161952（发行部传真）	
电子信箱：bjkj@bjkjpress.com	网　　址：www.bkydw.cn
经　　销：新华书店	印　　刷：北京捷迅佳彩印刷有限公司
开　　本：889mm×1194mm　1/16	印　　张：2.25
版　　次：2019年11月第1版	印　　次：2019年11月第1次印刷
ISBN 978-7-5714-0494-9/R · 2671	

定价：39.00元

长虫牙的10种方法

〔美〕张　野◎著　　刘思思　蘑大菇◎绘

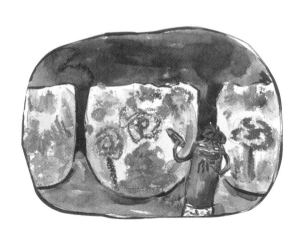

北京科学技术出版社

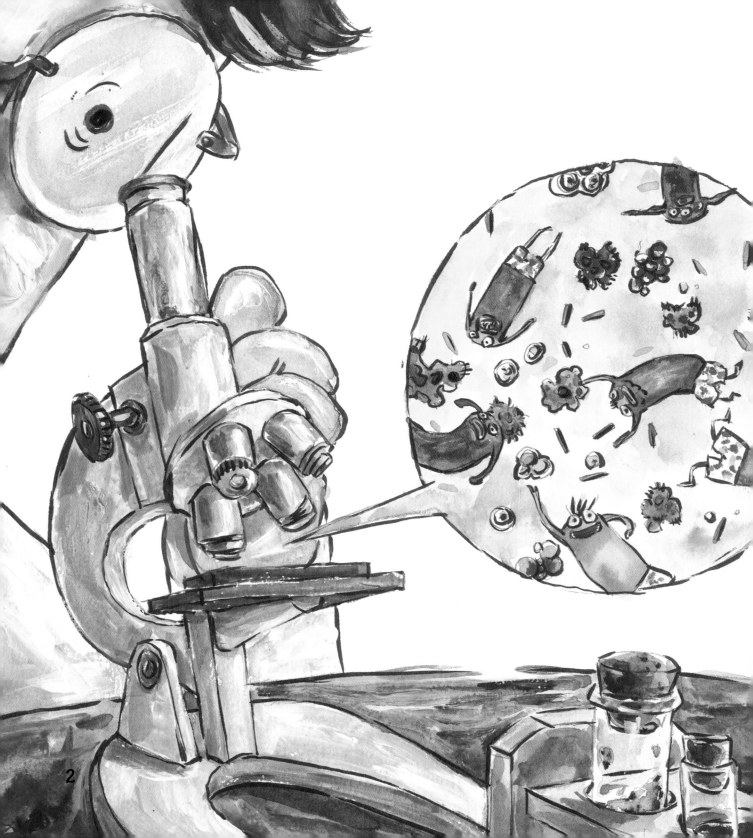

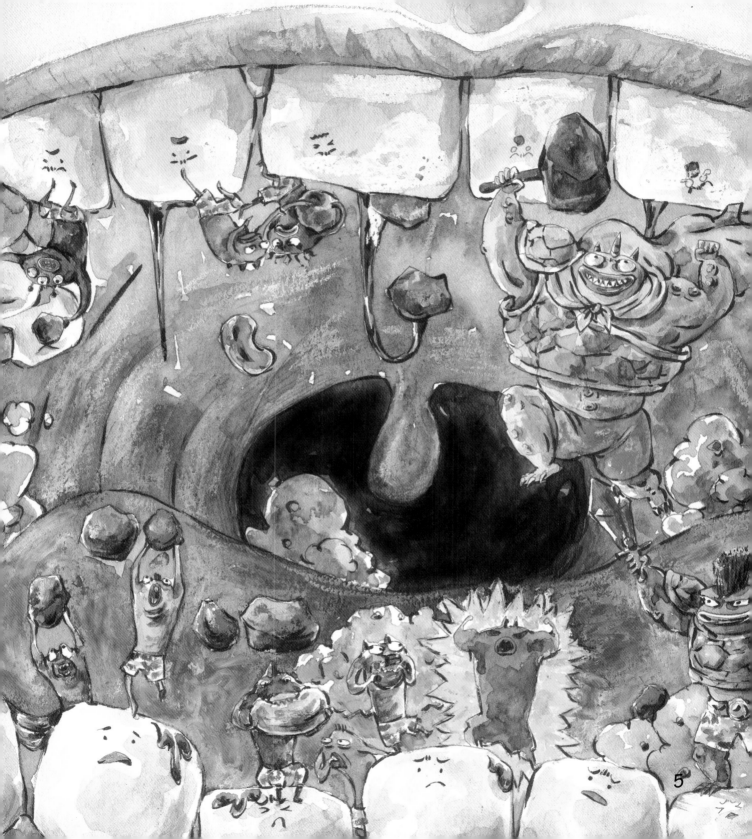

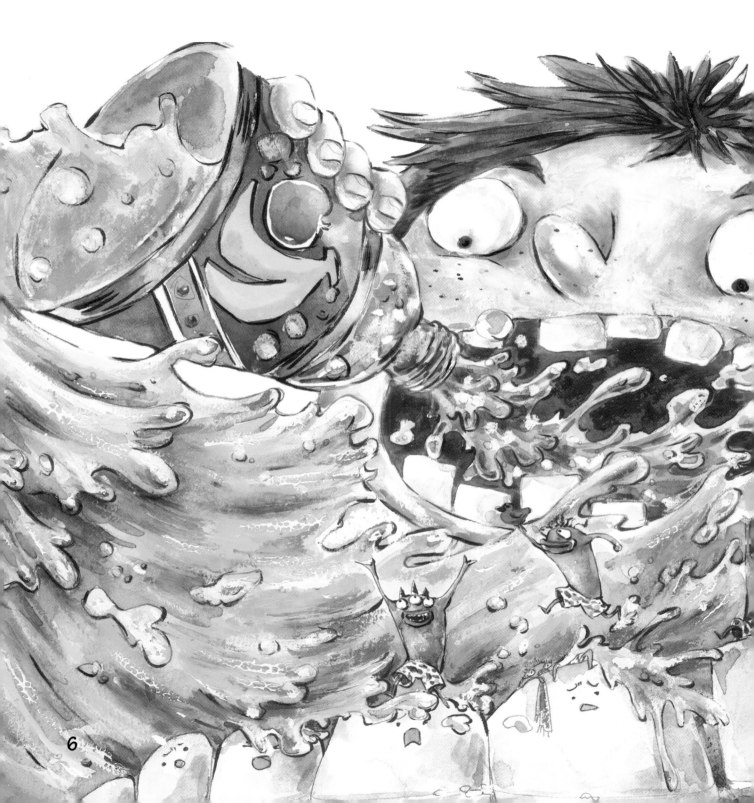

2. 和酸甜饮料做好朋友！

喝饮料，还用饮料漱口，
咕咚咕咚……让饮料流过每颗牙齿。
饮料里面的糖有益于牙虫的健康。
当饮料进入嘴巴，所有的牙虫都会张开手臂，
迎接即将到来的泡泡浴。

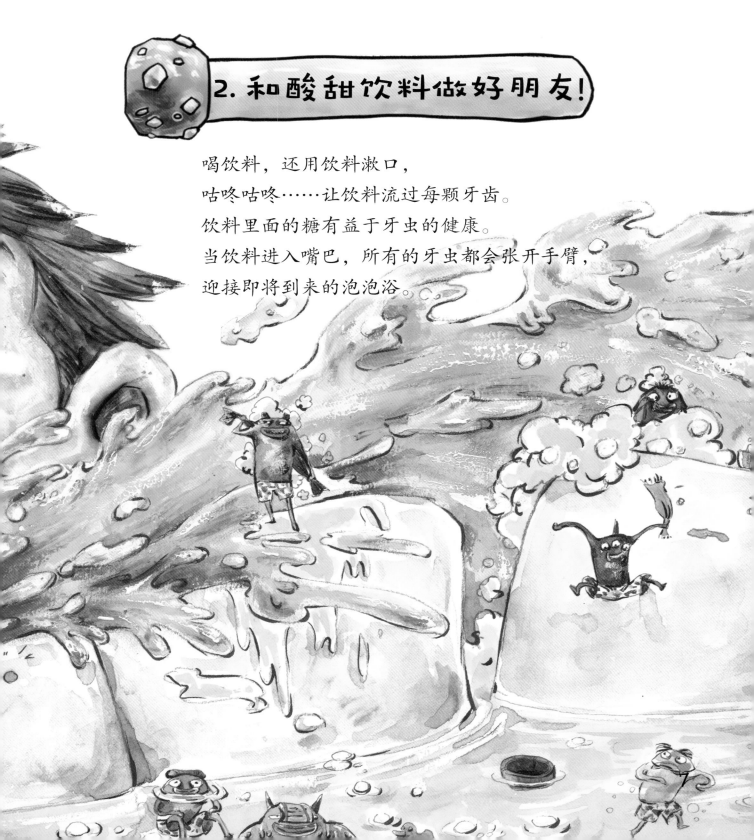

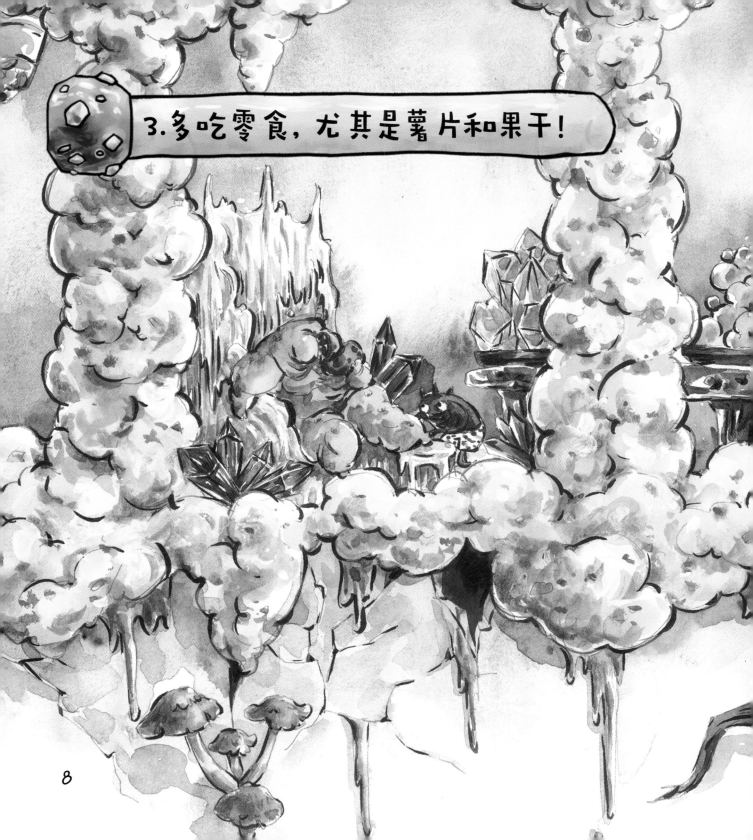

3.多吃零食，尤其是薯片和果干！

8

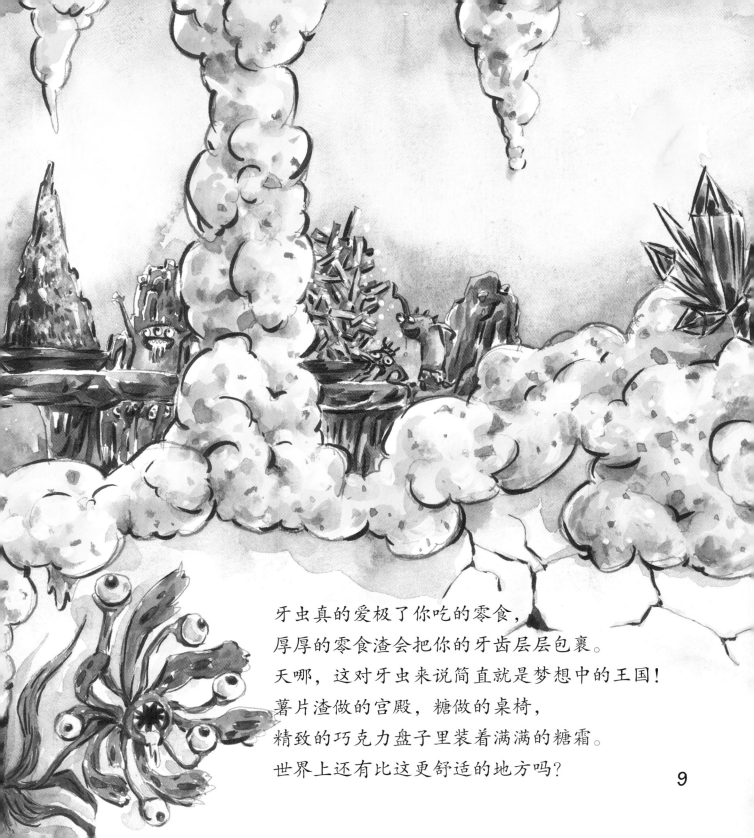

牙虫真的爱极了你吃的零食，
厚厚的零食渣会把你的牙齿层层包裹。
天哪，这对牙虫来说简直就是梦想中的王国！
薯片渣做的宫殿，糖做的桌椅，
精致的巧克力盘子里装着满满的糖霜。
世界上还有比这更舒适的地方吗？

9

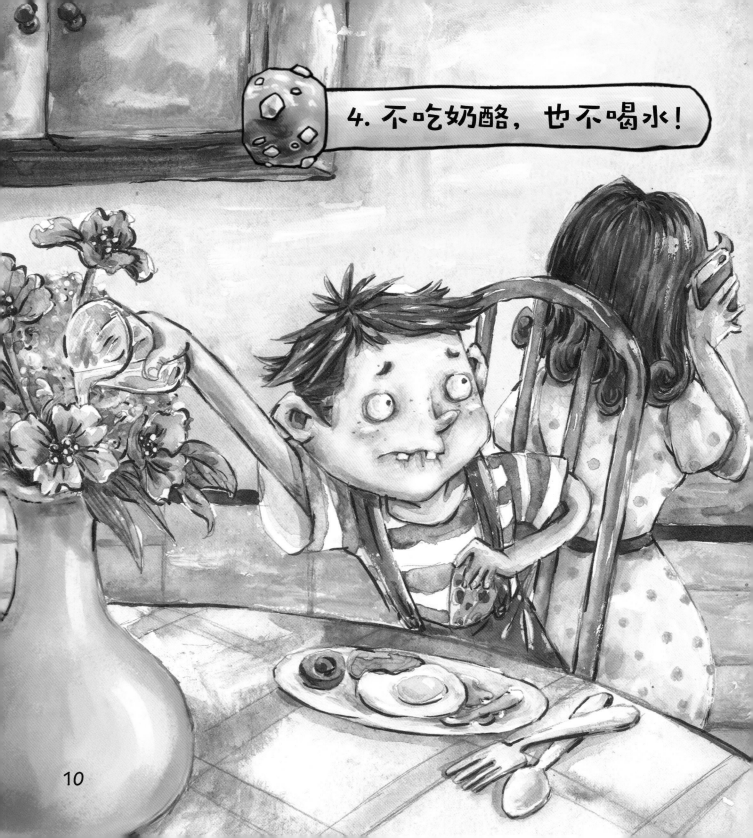

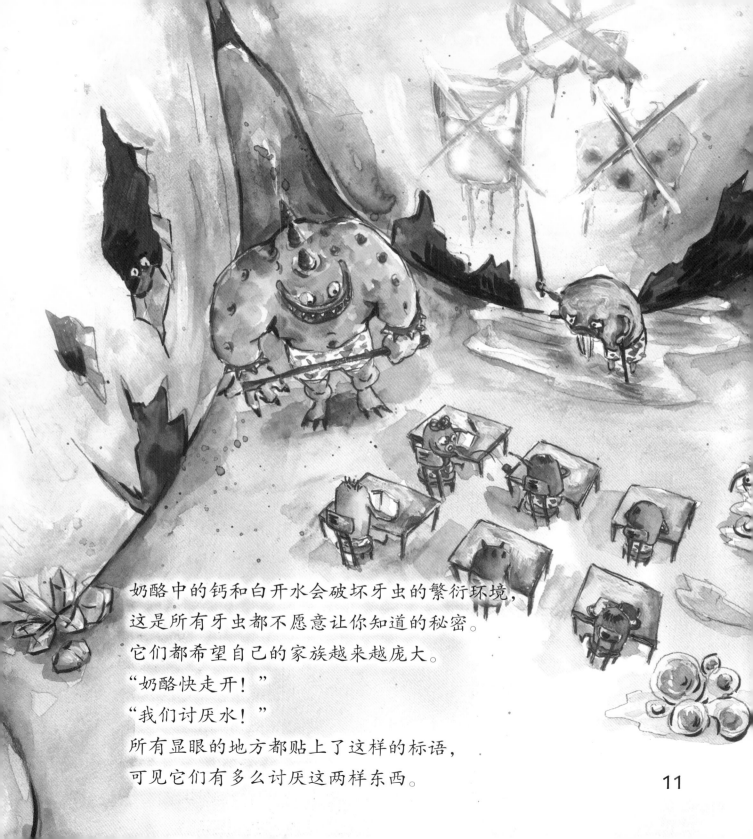

奶酪中的钙和白开水会破坏牙虫的繁衍环境，
这是所有牙虫都不愿意让你知道的秘密。
它们都希望自己的家族越来越庞大。
"奶酪快走开！"
"我们讨厌水！"
所有显眼的地方都贴上了这样的标语，
可见它们有多么讨厌这两样东西。

11

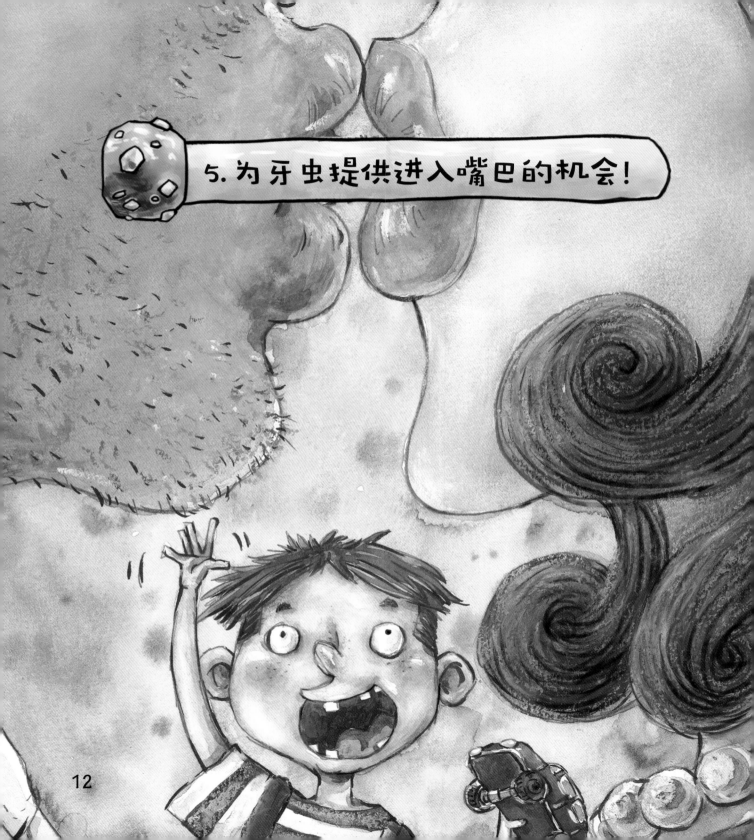

5.为牙虫提供进入嘴巴的机会！

12

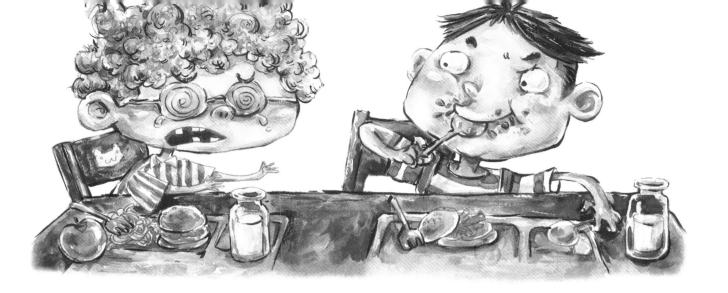

每个牙虫都期待去其他人的嘴里旅游，
如果你愿意给它们提供机会，那真的再好不过了。
"来，亲一下！"
牙虫们在时刻等待这样的机会。
它们也可以借助"不锈钢搬运车"——叉子和勺子，
从一张嘴里跑到另一张嘴里。

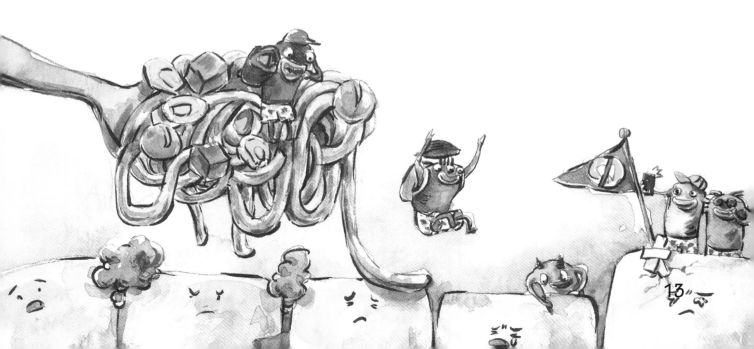

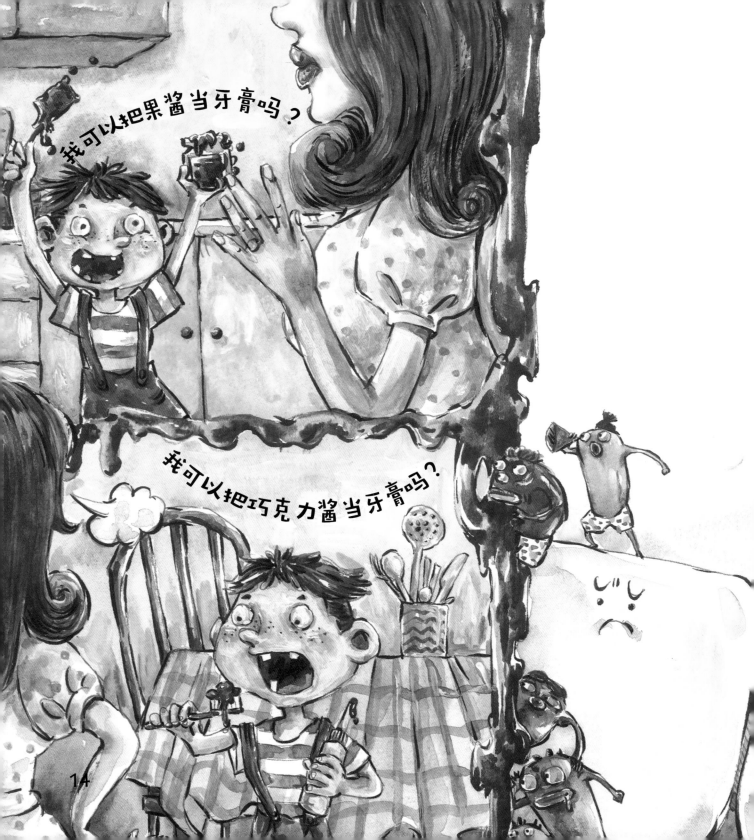

14

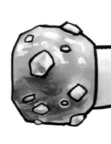

6. 不用含氟牙膏刷牙！

"妈妈，我可以把果酱当牙膏吗？"
"妈妈，我可以把巧克力酱当牙膏吗？"
当你问这样的问题时，
牙虫们也在侧耳倾听，
它们多么希望听到肯定的回答呀。
它们最怕牙膏，尤其是含氟的牙膏，
因为氟会让牙虫非常难受。

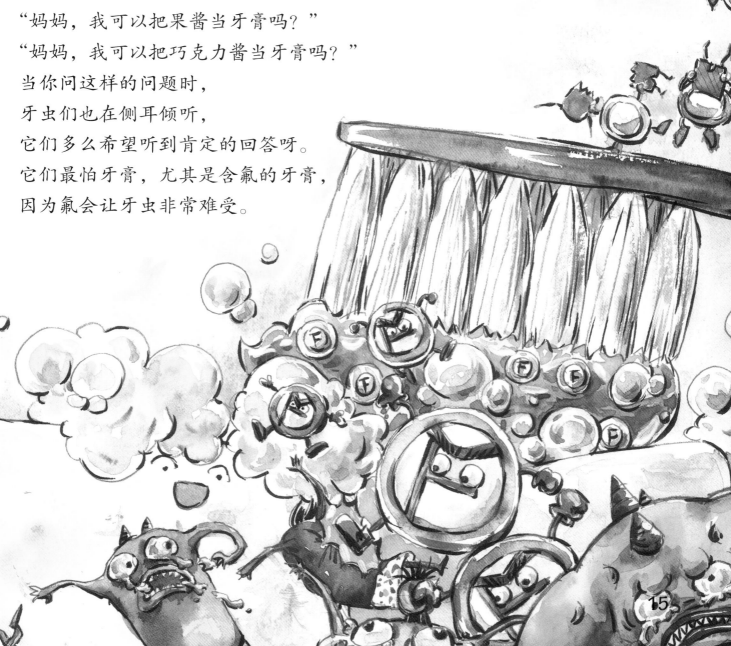

15

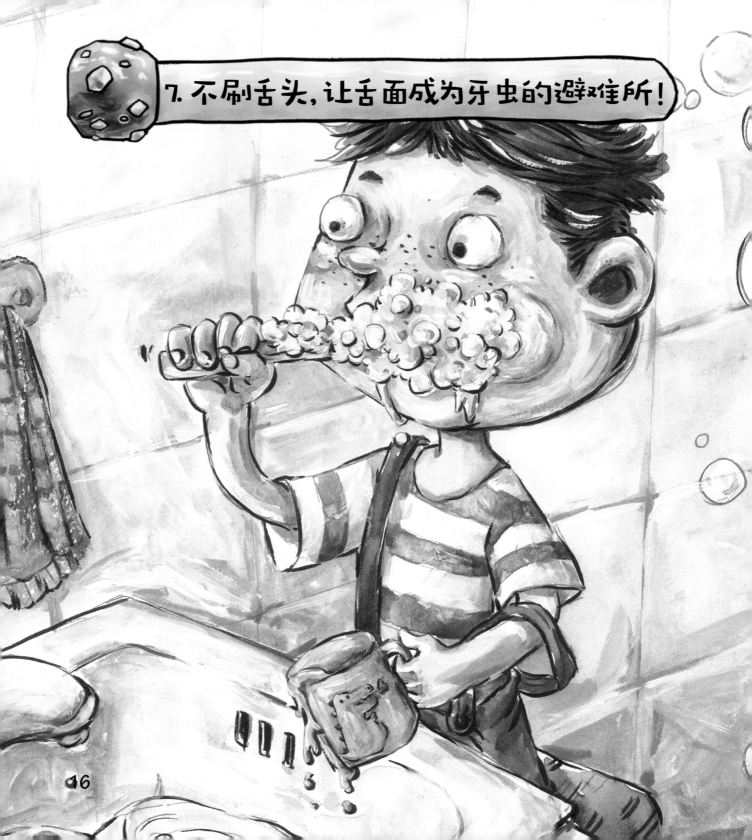

7. 不刷舌头，让舌面成为牙虫的避难所！

16

"牙刷来了！快跑！"
这时，牙缝就会变成很安全的地方，
而挤不进牙缝的牙虫们，只好跑到舌面上避难。
这里说不定更安全，
毕竟牙缝偶尔还会有牙线光顾，
但不是谁都能想到刷牙的时候也刷刷舌头的。

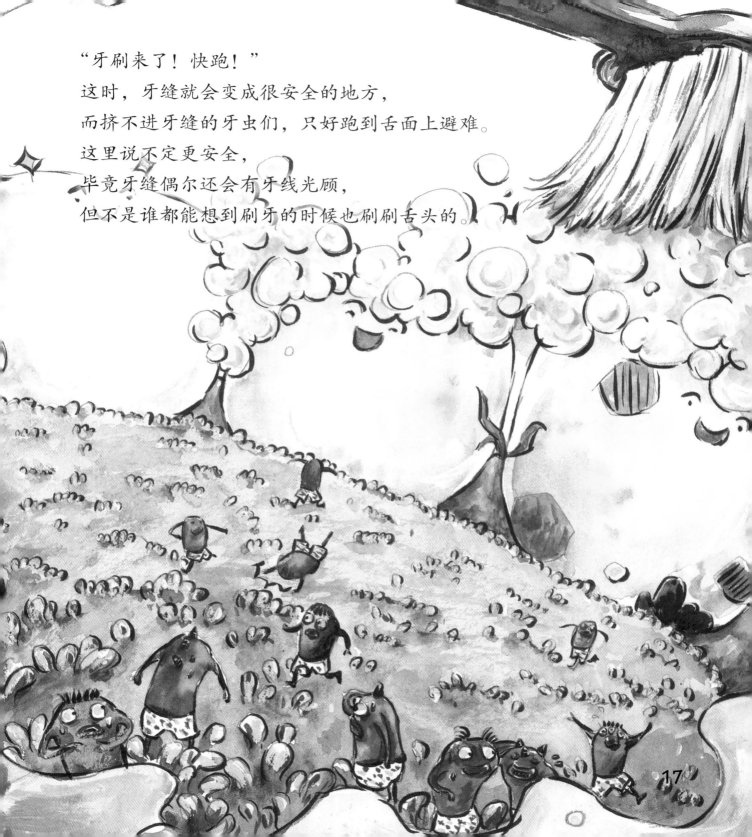

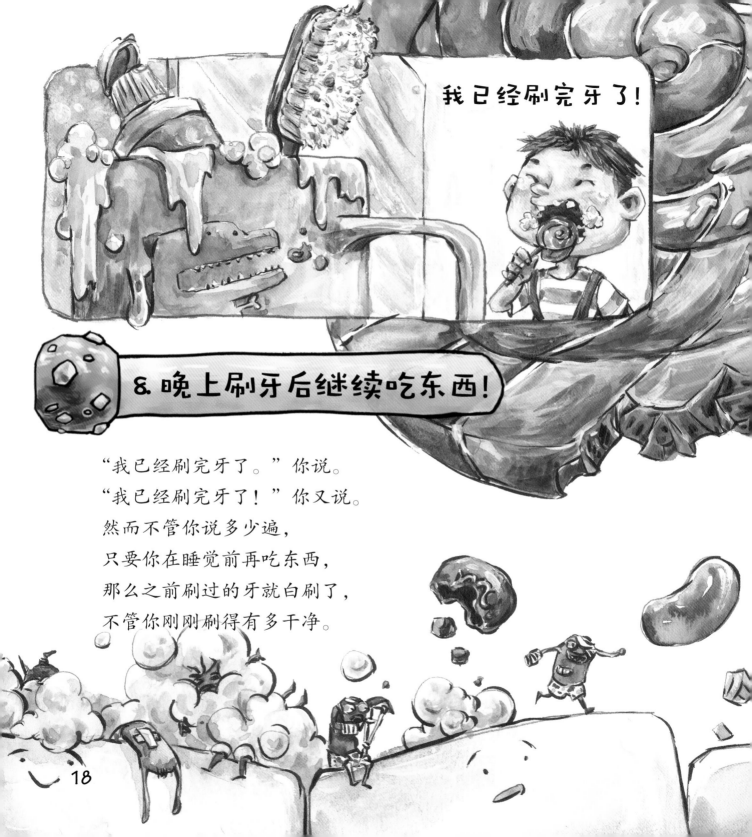

我已经刷完牙了！

8. 晚上刷牙后继续吃东西！

"我已经刷完牙了。"你说。

"我已经刷完牙了！"你又说。

然而不管你说多少遍，

只要你在睡觉前再吃东西，

那么之前刷过的牙就白刷了，

不管你刚刚刷得有多干净。

18

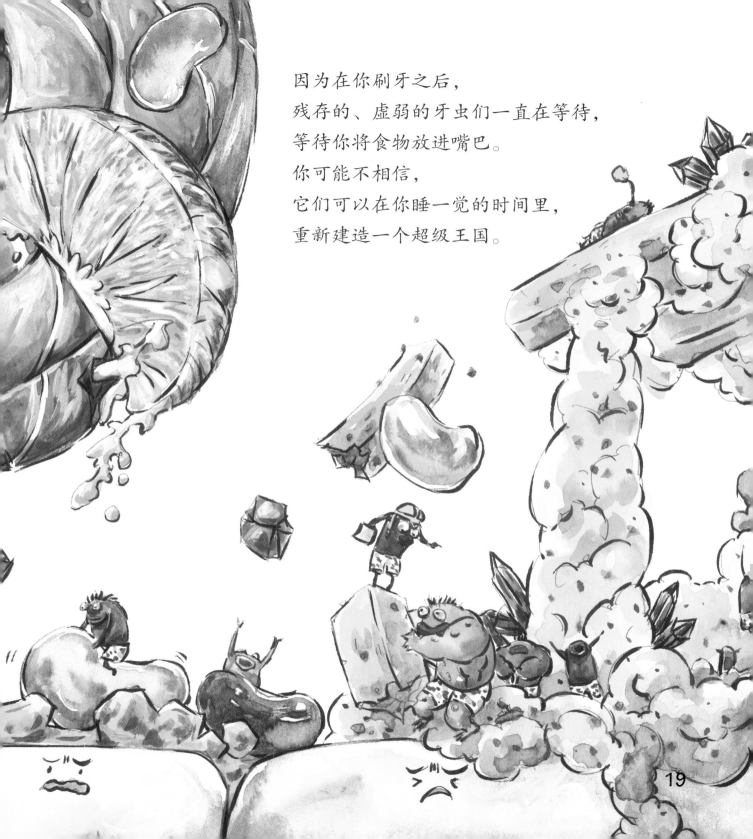

因为在你刷牙之后，
残存的、虚弱的牙虫们一直在等待，
等待你将食物放进嘴巴。
你可能不相信，
它们可以在你睡一觉的时间里，
重新建造一个超级王国。

19

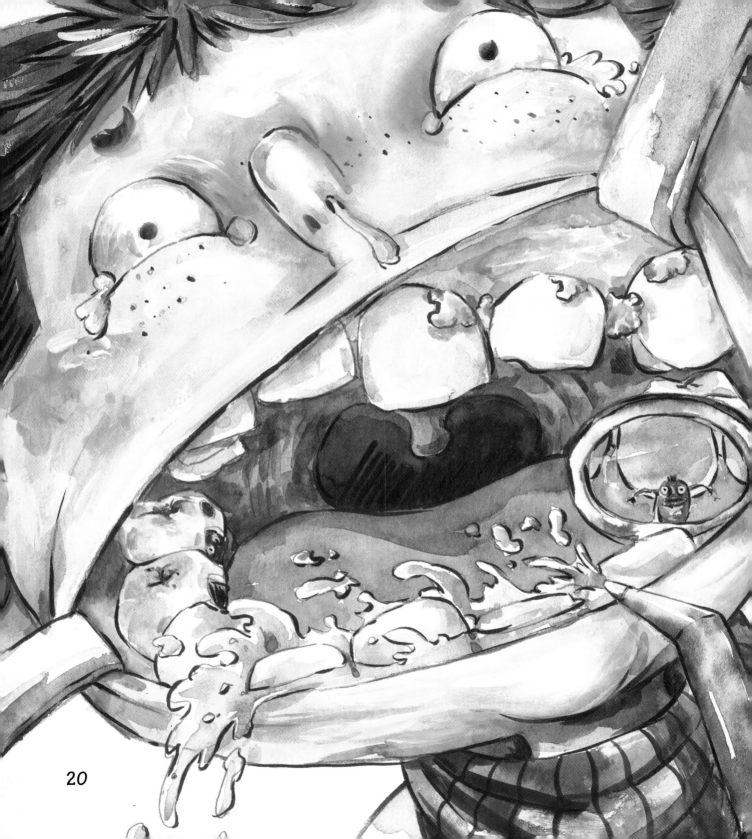

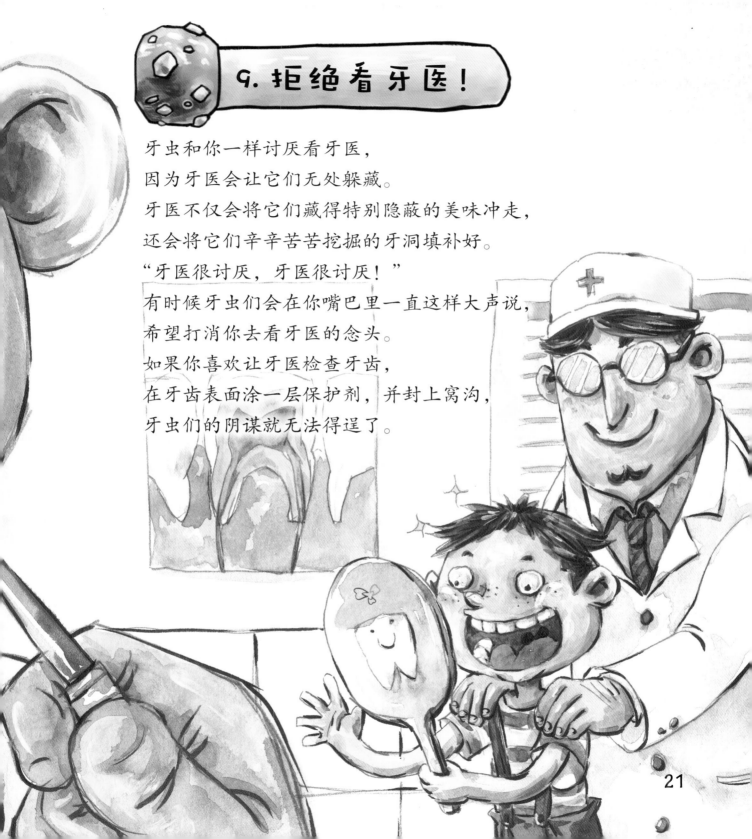

9.拒绝看牙医！

牙虫和你一样讨厌看牙医，
因为牙医会让它们无处躲藏。
牙医不仅会将它们藏得特别隐蔽的美味冲走，
还会将它们辛辛苦苦挖掘的牙洞填补好。
"牙医很讨厌，牙医很讨厌！"
有时候牙虫们会在你嘴巴里一直这样大声说，
希望打消你去看牙医的念头。
如果你喜欢让牙医检查牙齿，
在牙齿表面涂一层保护剂，并封上窝沟，
牙虫们的阴谋就无法得逞了。

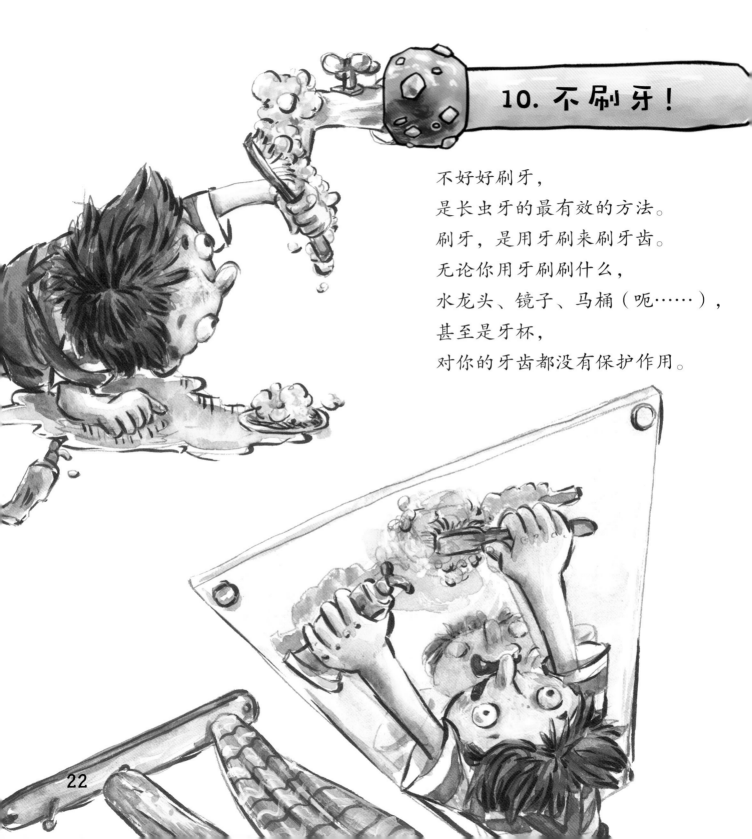

10. 不刷牙！

不好好刷牙，
是长虫牙的最有效的方法。
刷牙，是用牙刷来刷牙齿。
无论你用牙刷刷什么，
水龙头、镜子、马桶（呃……），
甚至是牙杯，
对你的牙齿都没有保护作用。

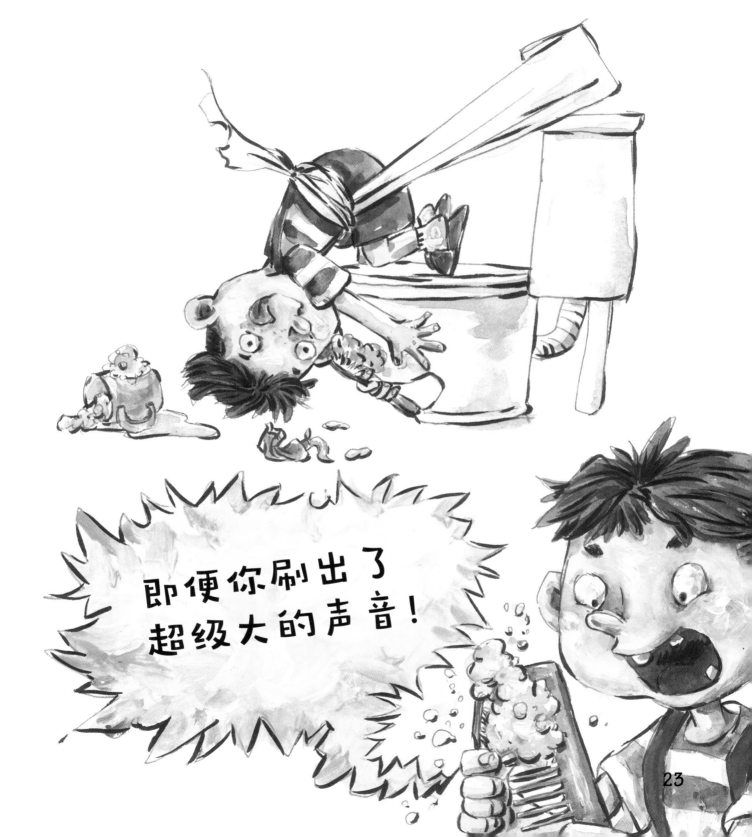

即便你刷出了
超级大的声音！

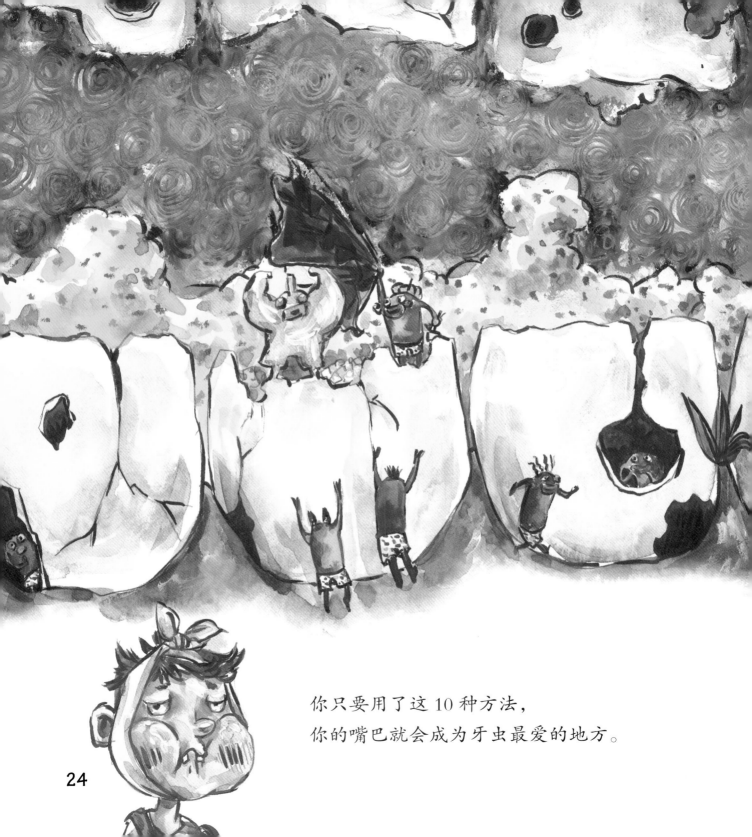

你只要用了这 10 种方法，
你的嘴巴就会成为牙虫最爱的地方。

24

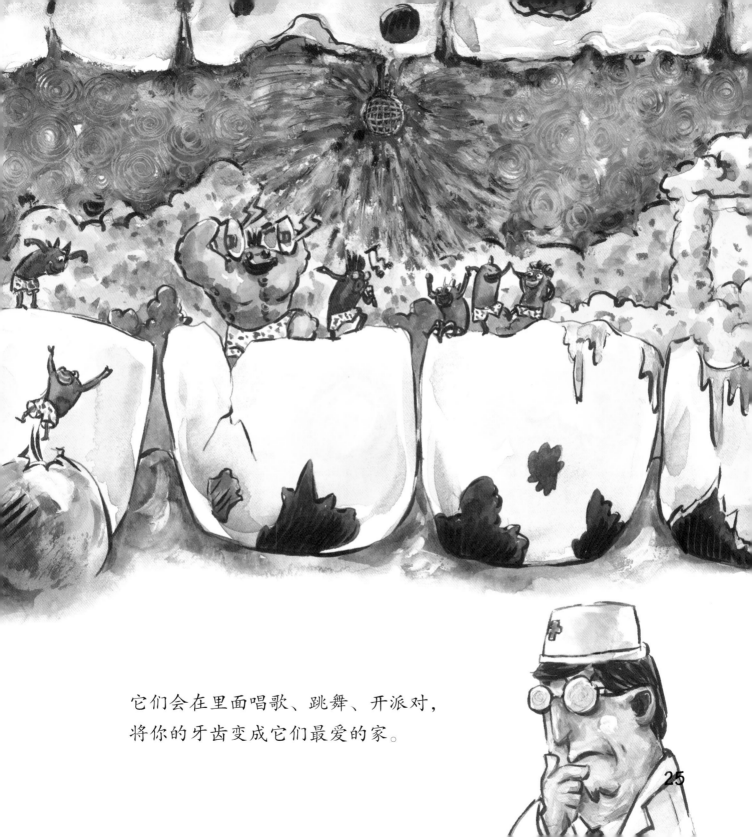

它们会在里面唱歌、跳舞、开派对，
将你的牙齿变成它们最爱的家。

或许你觉得这没什么大不了的，

因为你愿意让它们住在你的嘴巴里。

可是，它们报答你的方式，却是把你的牙齿……

变成这样，

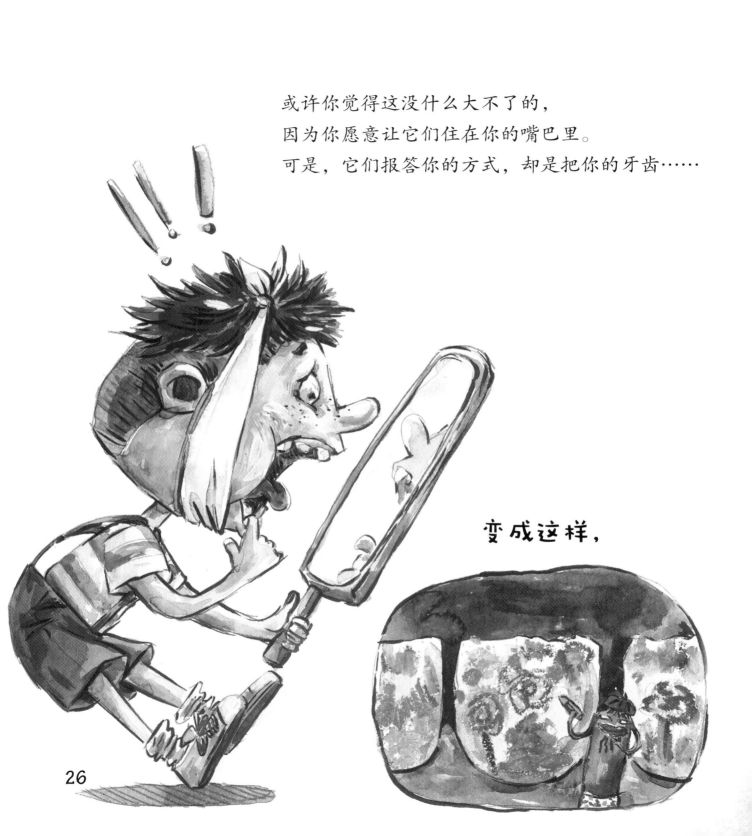

26

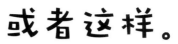

这样，

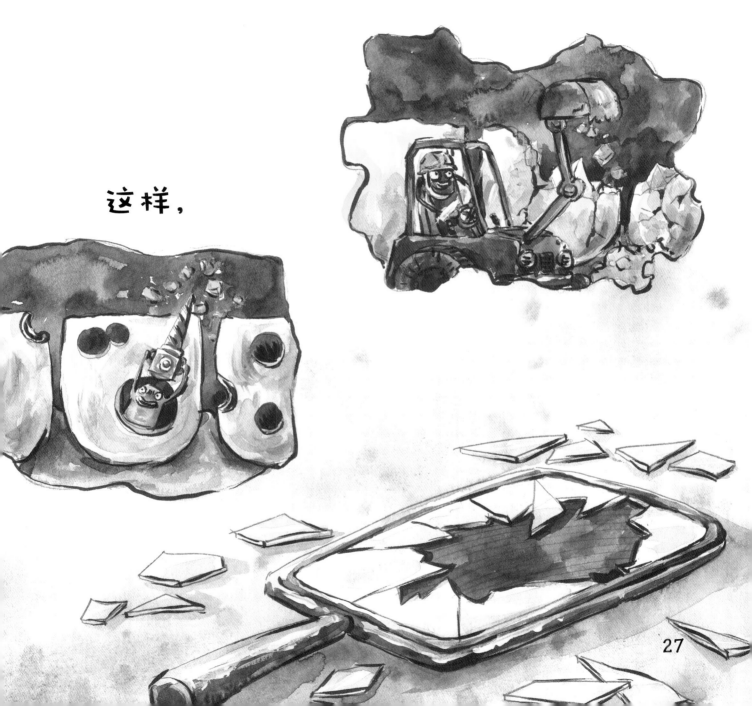

27

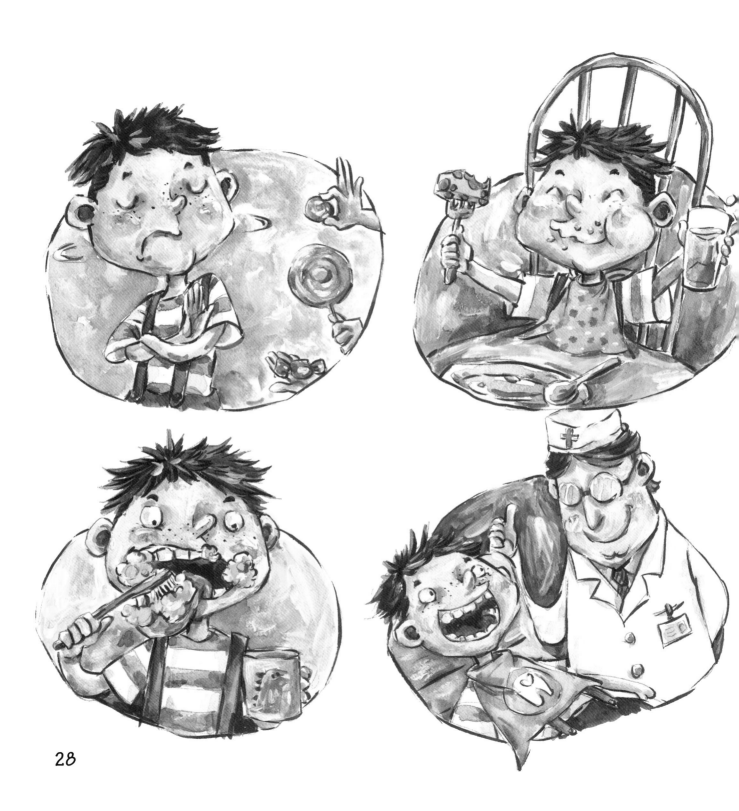

其实，也没那么可怕。
你如果不想长虫牙，
不按前面的方法做就行了！

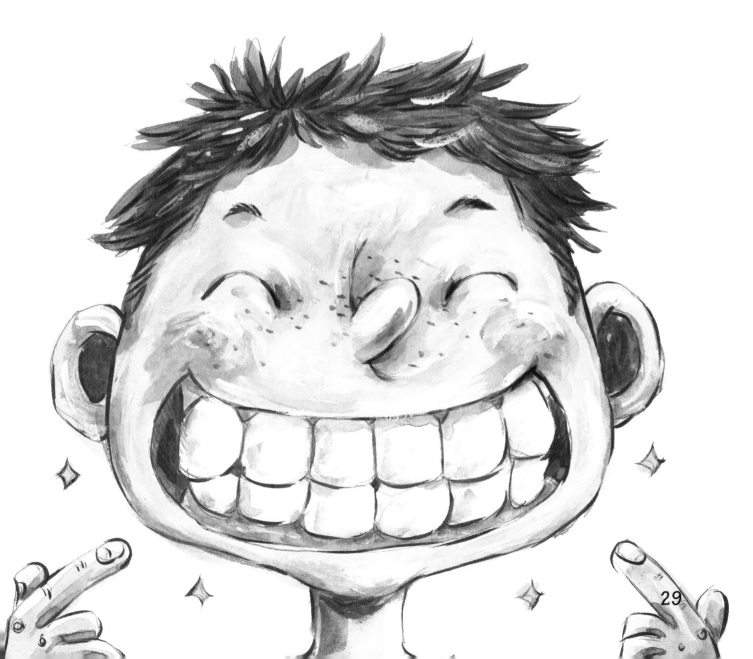